BEI GRIN MACHT SICH IHR
WISSEN BEZAHLT

- Wir veröffentlichen Ihre Hausarbeit,
  Bachelor- und Masterarbeit

- Ihr eigenes eBook und Buch -
  weltweit in allen wichtigen Shops

- Verdienen Sie an jedem Verkauf

Jetzt bei www.GRIN.com hochladen
und kostenlos publizieren

Bibliografische Information der Deutschen Nationalbibliothek:

Die Deutsche Bibliothek verzeichnet diese Publikation in der Deutschen National-bibliografie; detaillierte bibliografische Daten sind im Internet über http://dnb.d-nb.de/ abrufbar.

Impressum:

Copyright © 2015 GRIN Verlag, Open Publishing GmbH
Druck und Bindung: Books on Demand GmbH, Norderstedt Germany
ISBN: 978-3-668-07068-4

Dieses Buch bei GRIN:

http://www.grin.com/de/e-book/308745/der-einsatz-von-rfid-chips-im-krankenhaus

Franz Gosch

Der Einsatz von RFID-Chips im Krankenhaus

GRIN Verlag

GRIN - Your knowledge has value

Der GRIN Verlag publiziert seit 1998 wissenschaftliche Arbeiten von Studenten, Hochschullehrern und anderen Akademikern als eBook und gedrucktes Buch. Die Verlagswebsite www.grin.com ist die ideale Plattform zur Veröffentlichung von Hausarbeiten, Abschlussarbeiten, wissenschaftlichen Aufsätzen, Dissertationen und Fachbüchern.

Besuchen Sie uns im Internet:

http://www.grin.com/

http://www.facebook.com/grincom

http://www.twitter.com/grin_com

Radio Frequency Identification (RFID) im Krankenhaus

Seminararbeit

vorgelegt der Fakultät für Wirtschaftswissenschaften der Universität
Duisburg-Essen, Campus Essen

Franz Gosch

SS 2015

Inhaltsverzeichnis

Abbildungsverzeichnis II

Tabellenverzeichnis III

Abkürzungs- und Akronymverzeichnis IV

1 Einleitung 1

2 Die RFID-Technologie 3

   2.1 Komponenten der RFID-Technologie 4

   2.2 Arbeitsweise und Anwendungsgebiete 7

3 RFID-Systeme im Krankenhaus 9

   3.1 Inventarlokalisierung 10

   3.2 Patientenidentifikation und -lokalisierung 10

   3.3 Unterstützung bei Operationen 12

   3.4 Blutproduktemanagement 13

   3.5 Gestützte Medikation 13

   3.6 Einhaltung der Hände-Hygiene 15

4 Diskussion 16

Literaturverzeichnis 21

Abbildungsverzeichnis

Abb. 1:   RFID Transponder 5

Abb. 2:   Aufbau und Funktion einer RFID-Anwendung 8

Tabellenverzeichnis

Tab. 1:   Anwendungsgebiete von RFID 3

Tab. 2:   Beispiele für Anwendungsgebiete
           von RFID im Krankenhaus 9

Abkürzungs- und Akronymverzeichnis

Abb.	Abbildung
BSI	Bundesamt für Sicherheit und Informationswesen
bspw.	beispielsweise
et al.	et alii/et alliae (und andere)
f.	und folgende Seite
ff.	und folgende Seiten
FDA	Food and Drug Administration
HF	Hochfrequenzbereich
IKT	Informations- und Kommunikationstechnologien
IR	Infrarot
KIS	Krankenhausinformationssystem
LF	Niedrigfrequenzbereich
LfD RLP	Landesbeauftragter für Datenschutz Rheinland-Pfalz
MRT	Magnetresonanztomographie
MW	Mikrowellen
S.	Seite
Tab.	Tabelle
u.a.	unter anderem
UHF	Ultrahochfrequenzbereich
UK	Universitätsklinikum
vgl.	vergleiche
z. B.	zum Beispiel
PvC	Pervasive Computing
RFID	Radio Frequency Identification

1 Einleitung

Durch die technologischen Entwicklungen der vergangenen Jahrzehnte in Form von stetig kleiner werdenden Prozessormodulen und vernetzen Computersystemen wird nicht nur der private und geschäftliche Umgang mit Computern nachhaltig verändert. Der technologische Fortschritt führt auch dazu, dass Computer und Computersysteme zukünftig noch wesentlich preiswerter und kleiner sein werden, als sie es heutzutage bereits sind.[1] Vor allem die Nutzung von Mikroprozessoren und Funkchips in bspw. Reisepässen oder an Paletten ist immer präsenter. Eine zentrale Eigenschaft dieser Entwicklungen ist die immer mehr in den Hintergrund tretende Kommunikation zwischen Maschine und Mensch, die dazu führt, dass der Mensch die Interaktion von Computersystemen mitunter bewusst nicht bemerkt.[2]

Das Vorhandensein von Informations- und Kommunikationstechnologien (IKT) in vielen Bereichen des täglichen Lebens wird als technologische Vision des Ubiquitous Computing betrachtet; ein bereits 1991 geprägter Begriff, der die Allgegenwart von Computersystemen in den Mittelpunkt rückt.[3] Während Ubiquitous Computing eher als technisches Zukunftsleitbild zu verstehen ist, existiert auch der Begriff des Pervasive Computing (PvC), welcher kurz bis mittelfristig realisierbare allgegenwärtige IKT-Infrastrukturen betrachtet. Diese Anwendungsform von IKT beschreibt das alles durchdringende Computing und ist im Gegensatz zu Ubiquitous Computing der eher industriell geprägte Begriff.[4]

Zentral ist auch hier die allgegenwärtige Informationsverarbeitung von Computern und Computersystemen. Das eigentliche Erscheinungsbild von Computer tritt in den Hintergrund, während Dinge des täglichen Lebens mit Prozessoren „smart" gemacht werden und miteinander kommunizieren können.[5] Eigenschaften von PvC sind Miniaturisierung, Einbettung, Vernetzung, Allgegenwart und Kontextsensitivität und werden im Folgenden erläutert.[6] Durch die Einbettung von IKT-Komponenten in alltägliche Objekte könne diese eine künstliche Intelligenz erlangen und einen enormen Funktionszusatz bieten.

---

[1] Vgl. Bundesamt für Sicherheit und Informationswesen (BSI) (2006), S. 8
[2] Vgl. Zwicker (2009), S. 16 f.
[3] Vgl. BSI (2005), S. 10
[4] Vgl. Pipek (2014)
[5] Vgl. BSI (2005), S. 12
[6] Vgl. BSI (2006), S. 8 f.

Ein zwar veranschaulichendes, jedoch futuristisches Gedankenbeispiel ist das des „intelligenten" Kühlschranks, der mithilfe von Chips an Lebensmitteln abgelaufene Produkte automatisch erkennt und gegebenenfalls nachbestellt. Die Eigenschaft der Vernetzung bezieht sich auf die Kommunikation von Komponenten untereinander, welche i. d. R. durch Funktechnologien geschieht. Der Mensch ist oftmals bewusst nicht eingebunden, weswegen hier von Maschine-Maschine-Interaktion gesprochen wird.[7]

Während Allgegenwart ähnlich wie Miniaturisierung selbsterklärend ist, beschreibt Kontextsensitivität als letzte der fünf zentralen Eigenschaften von PvC das Verhalten der technischen Komponenten untereinander. Mittels Sensoren und Kommunikation zwischen den Komponenten, werden Informationen über die Umgebung und/ oder den Nutzer beschafft. Auf dieser Grundlage stimmen entsprechende IKT ihr Verhalten auf ihren Kontext ab.[8]

Ein wesentlicher Entwicklungsstrang innerhalb des PvC sind Autoidentifikationsverfahren. Neben dem Barcode sind hier Systeme, die über Funkwellen mittels (elektro-)magnetischer Felder Informationen senden, aufnehmen und verarbeiten, sehr prominent. Diese Radio Frequency Identification (RFID) Funktechnologie findet – abgesehen von militärischen Nutzungen – bereits seit den 1970er Jahren Anwendung als Warensicherungssystem zur Diebstahlsicherung und wenig später in der Landwirtschaft zur Identifizierung von Tieren.[9] Maßgeblich vorangetrieben wurde die Forschung um RFID in den 1980er Jahren aufgrund des steigenden Interesses zum Einsatz in Mautsystemen in den USA und Skandinavien.[10] Die zentrale Eigenschaft von RFID ist die Fähigkeit kontaktloser- und sichtloser Identifikation durch Funksignale.[11] Heutzutage findet RFID vor allem in den in Tabelle 1 präsentierten Anwendungsgebieten Einsatz.

---

[7] Vgl. Zwicker (2009), S. 16 f.
[8] Vgl. BSI (2005), S. 19; BSI (2006), S. 9
[9] Vgl. Gärtner (2010); Landesbeauftragter für Datenschutz Rheinland-Pfalz (LfD RLP) (2010), S. 37 f.; Technische Universität Berlin (2009)
[10] Vgl. Gärtner (2010), LfD RLP (2010), S. 37 f.
[11] Vgl. BSI (2005), S. 23; Gärtner (2010); Sundaresan, Doss & Zhou (2015), S. 839

Anwendungsgebiete von RFID
Kennzeichnung von Objekten
Echtheitsprüfung von Dokumenten
Diebstahlsicherung und Reduktion von Verlustmengen
Zutritts- und Routinekontrollen
Automatisierung, Steuerung und Prozessoptimierung

Tab. 1: Anwendungsgebiete von RFID
(Quelle: in Anlehnung an BSI (2005), S. 62)

Insbesondere die Bereiche Medizin und Gesundheit bieten ein breites Spektrum an Anwendungsmöglichkeiten für PvC und vor allem RFID.[12] Neben der Sicherstellung und Verfolgung von Prozessen innerhalb der Arzneimittelherstellung zeichnet sich auch das Krankenhaus als Anwendungsgebiet für RFID-Lösungen ab. Ziele bei diesen Anwendungen sind vor allem die Erhöhung der Patientensicherheit durch die Reduzierung (medizinischer) Fehler als auch die Verbesserung der Kosteneffektivität durch eine Vielzahl von möglichen Maßnahmen.[13]

Gegenstand dieser Arbeit ist es, Anwendungsgebiete und -möglichkeiten von RFID in der Krankenhausumgebung darzustellen und zu diskutieren. Hierfür vermittelt das folgende Kapitel zunächst ein Basiswissen zur RFID-Technologie, mit dem Fokus auf Eigenschaften, Komponenten und die grundlegende Technologie. Das darauffolgende dritte Kapitel beschreibt beispielhaft Anwendungsbereiche für RFID-Systeme im Krankenhaus, bevor diese im Diskussionskapitel kritisch beleuchtet werden und letztendlich Schlussfolgerungen gezogen werden.

2 Die RFID-Technologie

Das folgende Kapitel vermittelt ein Basiswissen zur Radio Frequency Identification-Technologie. Die Literatur hierfür wurde durch die Kombination einer Recherche in den medizinischen Datenbanken MEDLINE und EMBASE sowie einer Recherche in Google, Google Scholar und Bing erlangt. Hierdurch konnte eine Vielzahl von Ergebnissen in deutscher und englischer Sprache identifiziert werden. Nachfolgend werden sowohl Eigenschaften als auch

---

[12] Vgl. BSI (2006), S. 30

Komponenten und Grundlagen der Funk-Technologie betrachtet und dargestellt. Zunächst sei betont, dass es eine Vielzahl von RFID-Systemen gibt, da
aufgrund der verschiedensten Bedürfnisse andere Systeme mit sich unter-
scheidenden Komponenten und Arbeitsweisen zum Einsatz kommen. Trotz
der Vielfalt an Systemen, bestehen drei grundlegende Eigenschaften, die ein
RFID-System definieren. Zentral und grundlegend ist erstens die Eigenschaft
der elektronischen Identifikation. Dementsprechend ist eine eindeutige Identifizierung und Markierung eines Objekts durch gespeicherte elektronische
Daten möglich.[14] Des Weiteren ist zweitens die kontaktlose Datenübertra-
gung über einen Funkkanal ein weiteres zentrales Merkmal von RFID-
Systemen und -Lösungen.[15] Die dritte Eigenschaft ist das sogenannte Senden *on call* (Senden auf Abruf), durch welche sich RFID-Lösungen klar von
anderen Funktechnologien wie etwa Bluetooth oder Mobilfunk unterscheiden.
Nur wenn ein für diesen Prozess bestimmtes Lesegerät einen Lesevorgang
initiiert, sendet die RFID-Komponente eines Objekts die abgefragten Daten.[16]

2.1 Komponenten der RFID-Technologie

Die Bestandteile eines RFID-Systems sind Transponder und Erfassungsgeräte. Zumeist wird als dritte Einheit die Integration mit einer Datenbank bzw.
einem Server oder einem Computer zu den Bestandteilen hinzugezählt. Diese ist per Schnittstelle an das Erfassungsgerät angeschlossen.[17] In aller Regel wird in Verbindung mit einem nachgelagerten Computersystem von einer
RFID-Anwendung gesprochen.[18] Im Folgenden wird auf die einzelnen Bestandteile genauer eingegangen.

Transponder werden auch als (RFID-)Tags oder RFID-Chips bezeichnet und
werden an einem Objekt angebracht oder in einem Objekt integriert.[19] Sie
fungieren als eigentlicher Datenträger und bestehen aus zwei Komponenten:
einem Mikrochip mit Speicher und Prozessor sowie einer Antenne, die Sen-

---

[13] Vgl. Coustasse, Tomblin & Slack (2013), S. 6; Kumar, Swanson & Tran (2007), S. 67 f.; Mehrjerdi
(2011), S. 490 f.; LfD RLP(2010), S. 27 f.; Sundaresan, Doss & Zhou (2015), S. 842; Wamba et al.
(2013), S. 876
[14] Vgl. Auer et al. (2010), S. 85; BSI (2005), S. 23; Gärtner (2010)
[15] Vgl. BSI (2005), S. 23; Gärtner (2010)
[16] Vgl. BSI (2005), S. 23; Gärtner (2010)
[17] Vgl. Gärtner (2010); LfD RLP (2010), S. 10
[18] Vgl. LfD RLP (2010), S. 13
[19] Vgl. Gärtner (2010); LfD RLP (2010), S. 9; Rogers, Jones & Oleynikov (2007), S. 1236; Sundaresan,
Doss & Zhou (2015), S. 839; Wamba et al. (2013)

de- und Empfangsfunktion vereint und für den Datenaustausch mittels Funkwellen zuständig ist.[20] Auf dem Speicher ist mindestens eine einzigartige
Identifikationsnummer gespeichert, durch die der Tag – und damit das Objekt, an oder in welchem sich der Tag befindet – per Funk kontaktlos identifiziert werden kann.[21] Neben dieser Identifikationsnummer lassen sich je nach
Größe des Speichers weitere Daten über das „getaggte" Objekt oder den
Transponder speichern. In der Regel ist der Tag durch die Identifikationsnummer mit einem Eintrag in einer Datenbank verknüpft, in welcher beliebig
viele Daten zum Objekt gespeichert sein können.[22] Dies macht einen großen
Speicher auf dem Tag selbst in der Regel überflüssig. Die am Tag ange-
brachte Antenne dient als Kopplungselement und sorgt für Empfang und
Sendung der Daten.[23] Die folgende Abbildung 1 zeigt einen handelsüblichen
Tag mit seinen Komponenten: Mikrochip und Antenne. Die vier Halbkreise
verdeutlichen die Funkwellen.

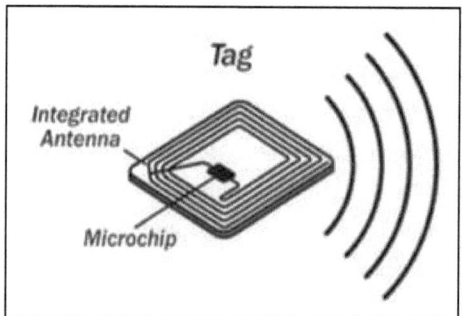

Abb. 1: RFID Transponder
(Quelle: http://cdn.barcodesinc.com/cats/rfid-readers/tag.jpg)

Klassifizieren lassen sich RFID-Tags nach der Art der Energieversorgung.
Grundsätzlich bestehen hiernach zwei Arten von Tags: aktive und passive
Transponder.[24]

---

[20] Vgl. Gärtner (2010)
[21] Vgl. BSI (2005), S. 19; LfD RLP (2010), S. 10; Rogers, Jones & Oleynikov (2007), S. 1236
[22] Vgl. LfD RLP (2010), S. 10
[23] Vgl. LfD RLP (2010), S. 9
[24] Vgl. BSI (2005), S. 27; Coustasse, Tomblin & Slack (2013), S. 3; Kumar, Swanson & Tran (2009), S. 68; LfD RLP (2010), S. 9

Darüber hinaus gibt es Mischformen, die als semi-aktiv bezeichnet werden, auf welche jedoch im Folgenden nicht eingegangen werden soll.[25] Aktive Tags sind dadurch gekennzeichnet, dass sie ihre Energie zur Erzeugung der Funkwellen aus einer eingebauten Energiequelle beziehen. Sowohl Chip als auch Batterie befinden sich zur Schonung der Lebensdauer im Ruhezustand. Erst wenn ein entsprechendes Aktivierungssignal empfangen wird, wechselt der Transponder vom Ruhezustand in einen aktiven Zustand.[26] Aktive Tags verfügen über eine höhere Sende-Empfangs-Reichweite und einen größeren Funktionsumfang und Speicherplatz.[27] Darüber hinaus sind sie i. d. R. größer und bringen höhere Kosten mit sich. Die Kostenspanne variiert stark je nach Anwendungsgebiet und liegt ungefähr zwischen 0,50$ und 50$.[28]

Passive Tags hingegen verfügen über keine eigene Energiequelle. Sie beziehen ihre Energie über die Funkwellen, die bei Lesevorgängen durch das Erfassungsgerät ausgesendet werden. Durch diese Bauform sind passive Tags erheblich kleiner und günstiger, verfügen jedoch auch über eine geringere Reichweite.[29] Ihre Kostenspanne ist deutlich geringer und bewegt sich im Bereich weniger Cents (0,05$ bis 0,50$).[30]

RFID-Systeme aus Tags und Erfassungsgeräten arbeiten je nach Anwendungsgebiet mit verschiedenen Frequenzbereichen. In der Regel finden sich die meisten Systeme im Niederfrequenzbereich (LF), Hochfrequenzbereich (HF), oder Ultrahochfrequenzbereich (UHF).[31] Darüber hinaus gibt es auch Systeme die im Frequenzbereich von Mikrowellen (MW) arbeiten.[32] Für die Arbeitsreichweiten von RFID-Systemen sind nicht nur die eben benannten Frequenzbereiche hauptauschlaggebend, sondern auch die Bauform der Tags (aktiv oder passiv), die Größe, Stärke und verwendete Technik der eingesetzten Antennen sowie potentiell störende Umwelteinflüsse wie Flüssig-

---

[25] Vgl. Wamba et al. (2013), S. 876
[26] Vgl. BSI (2005), S. 27
[27] Vgl. Coustasse, Tomblin & Slack (2013), S. 3; Gärtner (2010); Sundaresan, Doss & Zhou (2015), S. 839
[28] Vgl. Kumar, Swanson & Tran (2009), S. 68
[29] Vgl. BSI (2005), S. 27; Coustasse, Tomblin & Slack (2013), S. 3; Gärtner (2010); Sundaresan, Doss & Zhou (2015), S. 839
[30] Vgl. Kumar, Swanson & Tran (2009), S. 68
[31] Vgl. Gärtner (2010); MULEWF (2010), S. 8
[32] Vgl. BSI (2005), S. 25

keiten oder Metall.[33] Die Reichweite von RFID-Systemen lässt sich in der Regel zwischen wenigen Millimetern und einigen Metern einordnen; jedoch gibt es auch Systeme, die durch spezielle Komponenten mehrere Kilometer weit senden und empfangen können.[34] Erfassungsgeräte als zweite Komponente von RFID-Systemen sind erforderlich, um Daten vom Transponder lesen bzw. schreiben zu können. Verbreitete Synonyme sind Reader, Leseeinheit, Lesegerät und Lese-Schreib-Einheit. Hierbei ist das Lesen von Daten immer Bestandteil der Anwendung, während die Möglichkeit des Schreibens von Daten auf dem Chip von der jeweiligen Speichertechnologie des Mikrochips abhängig ist.[35] So wie Transponder verfügen auch Reader über eine Antenne um Funksignale senden und empfangen zu können.[36] Unterschieden wird bei Lesegeräten zwischen stationären und mobil eingesetzten Geräten.[37] Zumeist verfügt ein Reader über eine Schnittstelle zu einem Computer, damit empfangene Signale und Daten entsprechend weiter verarbeitet werden können.[38]

2.2 Arbeitsweise und Anwendungsgebiete

Nachdem im vorherigen Unterkapitel die Komponenten der RFID-Technologie betrachtet wurden, gibt der folgende Paragraph einen kurzen Überblick zur Funktionsweise der Technologie. Hiernach werden heutige Anwendungsgebiete der Technologie umrissen.

Abhängig von der genutzten Frequenz erzeugt das Lesegerät ein magnetisches (LF) oder elektromagnetisches (HF, UHF, MW) Feld. Durch die Antenne des Lesegeräts werden die Funkwellen ausgesendet. Dieses Sendesignal filtert nach Antwort-Signalen von Transpondern, die sich in der empfangsfähigen Umgebung finden. Die Antenne des Transponders empfängt das Signal und aktiviert den Mikrochip, welcher ein Anwortsignal sendet.[39] Bei passiven Tags wird der Mikrochip durch den induzierten Strom mit Energie versorgt, während diese Funktion bei aktiven Tags durch die eingebaute Batte-

---

[33] Vgl. Auer et al. (2010), S. 85; Gärtner (2010)
[34] Vgl. Auer et al. (2010), S. 85; BSI (2005), S. 25; LfD RLP (2010), S. 8
[35] Vgl. BSI (2005), S. 26 f.
[36] Vgl. Gärtner (2010); Wamba et al. (2013), S. 876
[37] Vgl. BSI (2005), S. 24
[38] Vgl. Gärtner (2010); LfD RLP (2010), S. 10 f.; Wamba et al. (2013), S. 876
[39] Vgl. LfD RLP (2010), S. 11

rie übernommen wird.[40] Der Reader empfängt das Antwortsignal und über eine Schnittstelle kann es durch nachgelagerte IT-Systeme weiter verarbeitet werden. Je nach Speichertechnologie des Mikrochips kann ein Lese-Schreib-Gerät auch einen Befehl senden, der das Schreiben von Daten auf dem Chip initiiert.[41] Die nachfolgende Abbildung 2 gibt einen grafischen Überblick über die im vorherigen Unterkapitel beschriebenen Komponenten. Außerdem verbildlicht sie durch die farbig dargestellten Funkwellen die grobe Arbeitsweise einer RFID-Anwendung.

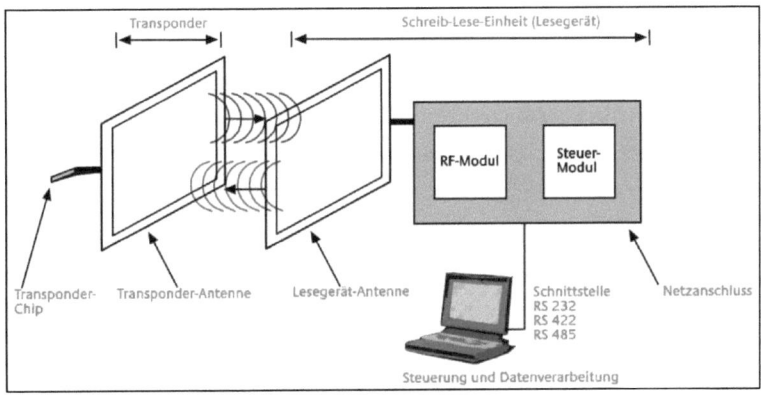

Abb. 2: Aufbau und Funktion einer RFID-Anwendung
(Quelle: BSI (2005), S. 21)

Einsatzgebiete von RFID-Systemen und -Anwendungen sind heutzutage vielfältig. Hinsichtlich Tags lassen sich die verschiedensten Ausführungen unterscheiden. So gibt es bspw. Glaszylindertransponder – unwesentlich größer als ein Reiskorn – welche unter die Haut implantiert werden können und somit in der Viehwirtschaft als Identifikationsmittel oder in Autoschlüsseln als Wegfahrsperre Einsatz finden.[42] Andere gängige Ausführungen sind sogenannte Smart-Labels: hierbei handelt es sich um kleine flexible Transponder, die auf Papier oder Folie aufgeklebt werden und zumeist in der Warenauszeichnung, aber auch auf Paketen im Logistikbereich Einsatz finden.[43] Gene-

---

[40] Vgl. Coustasse, Tomblin & Slack (2013), S. 3; Gärtner (2010); Sundaresan, Doss & Zhou (2015), S. 839
[41] Vgl. BSI (2005), S. 26 f.
[42] Vgl. BSI (2005), S. 24; Gärtner (2010)
[43] Vgl. BSI (2005), S. 24; Gärtner (2010)

rell lässt sich festhalten, dass die Haupteinsatzgebiete von RFID-Lösungen in der Produktion und Logistik liegen und dort einen geregelten Ablauf sichern, die Automatik von Prozessen gewährleisten und als Bestandskontrolle dienen.[44] Neben vielen weiteren Anwendungsgebieten, finden RFID-Systeme immer mehr Anwendung im Gesundheitssektor, sowohl in der Pharmaindustrie als auch in Krankenhausumgebungen.

3 RFID-Systeme im Krankenhaus

Im Folgenden werden realisierte und potentielle Anwendungen der RFID-Technologie im Krankenhaus dargestellt. Die beispielhaft aufgeführten Anwendungen beziehen sich entweder auf den deutschen, englischen oder US-amerikanischen Krankenhaussektor. Nachdem die Ziele von RFID-Systemen im Krankenhaus bereits im ersten Kapitel dargelegt wurden (Verbesserung der Kosteneffektivität und Verbesserung der Patientensicherheit durch die Reduzierung medizinischer- und Prozess-Fehler) bleibt es, die Voraussetzungen für RFID-Systeme im Krankenhaus darzulegen. Neben einer entsprechenden RFID-Infrastruktur in Form von Tags und Readern ist eine Verknüpfung ins Krankenhausinformationssystem (KIS) notwendig. Verglichen mit anderen Einsatzgebieten von RFID wie etwa Produktion oder Logistik, sind Krankenhäuser in ihren Anforderungen, Sicherheitsansprüchen und Gegebenheiten sehr viel heterogener.[45] Was es jedoch vor allem anderen sicherzustellen gilt, ist, jegliche elektromagnetischen Störungen zwischen medizinischen Geräten und Komponenten der RFID-Technologie von vornherein auszuschließen. Tabelle 1 zeigt die im Anschluss dargestellten Beispiele für RFID-Systeme und -Anwendungen im Krankenhaus auf.

Anwendungsbereich
Inventarlokalisierung
Patientenidentifikation und -lokalisierung
Unterstützung bei Operationen
Blutproduktemanagement
Gestützte Medikation
Einhaltung der Hände-Hygiene

Tab. 2: präsentierte Anwendungsbereiche von RFID im Krankenhaus (Quelle: eigene Darstellung)

---

[44] Vgl. LfD RLP (2010), S. 19
[45] Vgl. Mehrjerdi (2011), S. 497

3.1 Inventarlokalisierung

Unabhängig von der Größe des Krankenhauses oder der Mitarbeiteranzahl gehen in jedem Krankenhaus wichtige und oft teure Gegenstände verloren oder sind nicht auffindbar, wenn sie dringend benötigt werden.[46] Die Suche nach mobilen Objekten wie Infusionspumpen oder Rollstühlen kann viel Zeit des Personals und somit auch Kosten beanspruchen. Darüber hinaus kann dieses Problem in hohe Kosten für unnötige Neuanschaffungen resultieren, weil Objekte nicht mehr aufgefunden werden können. Um diesen Umstand zu lösen, können RFID-Systeme installiert werden, die in Verbindung mit einer entsprechenden IT-Verknüpfung den Standort von Objekten identifizieren.[47]

So hat bspw. ein Krankenhaus in Dallas, Texas in 2010 über 7000 Objekte (darunter Infusionspumpen, Rollstühle und Krankenhausbetten) mit RFID-Tags ausgestattet und entsprechende Reader im Krankenhaus installiert.[48] Hochrechnungen der Klinikleitung zufolge führte dies zu monatlichen Einsparungen von ca. 30.000$, die vorher für Neuanschaffungen aufgewendet wurden. Außerdem gewann das Pflegepersonal rund 15% an Zeit dazu, die zuvor für die Suche nach Gegenständen verloren ging.

Eine weitere Anwendung von RFID auf das Inventar wurde 2013 im New Cross Hospital in West Midlands County, England vorgenommen und hat sich hier – neben der Zeit- und Kostenersparnis – vor allem dafür nützlich gezeigt, dass durch automatische Analysen der Inventar-Lokalisierungen aufgezeigt werden kann, welche Objekte kürzlich gereinigt wurden und welche gereinigt werden müssen.[49] Darüber hinaus betonen auch andere Studien Kosteneinsparungen sowie eine Zeitersparnis von 15-20% durch das Ausstatten des Inventars mit (zumeist aktiven) RFID-Tags.[50]

3.2 Patientenidentifikation und -lokalisierung

Im Bereich der Patientenidentifikation ist der Einsatz von Barcodes weit verbreitet.[51] Im Regelfall erhalten Patienten bei der Aufnahme ins Krankenhaus einen Eintrag im KIS und einen Barcode, der auf einem Armband oder dem

---

[46] Vgl. Coustasse, Tomblin & Slack (2013), S. 3; Mehrjerdi (2011), S. 497 f.
[47] Vgl. Mehrjerdi (2011), S. 498 ff.; LfD RLP (2010), S. 28
[48] Vgl. Wamba et al. (2013), S. 876
[49] Vgl. Swedberg (2014), S. 1
[50] Vgl. Coustasse, Tomblin & Slack (2013), S. 3

Krankenbett angebracht ist. Per Scan ist der Patient identifizierbar und wird mit dem Eintrag im KIS verbunden. Nachteilig bei Barcodes ist jedoch, dass direkte Sichtverbindung zwischen dem Code und einem Scanner bestehen und der Code aktiv vom Personal gescannt werden muss.[52] Darüberhinaus besteht die Gefahr, dass Barcodes durch Beschädigungen oder durch Verschmutzung unleserlich werden und somit der Patient schlimmstenfalls nicht identifiziert werden kann.[53] RFID-Tags überwinden zumindest einige dieser Nachteile, denn sie können automatisch und ohne direkten Sichtkontakt ausgelesen werden.[54] Durch die Speicherung der Patientennummer auf einem bspw. an einem Armband befestigten RFID-Tag, kann durch das Klinikpersonal mittels mobiler Lesegeräte jederzeit ein verknüpfter Eintrag in der Klinik-Datenbank abgefragt werden. Dieser kann Informationen zu Allergien und Unverträglichkeiten, aber auch zum Krankheitsverlauf, der Blutgruppe oder aktuellen Medikationen enthalten. Einerseits soll sich durch diese Maßnahmen der Schutz der Patienten erhöhen, in dem Verwechslungen bei der Medikamentenvergabe ausgeschlossen werden können, andererseits bedeutet es auch eine Komfortsteigerung nebst Zeiteinsparung für das Personal.[55]

Durch die Ausstattung von Patienten mit RFID-Tags lassen sich diese auch im Gebäude lokalisieren. Vor allem in der Altenpflege oder im Betreuungsbereich von psychisch kranken Menschen bedeutet effiziente Pflege auch, die Patienten vor möglichen Gefahren zu schützen. Hier können RFID-Systeme eingesetzt werden um den Aufenthaltsort von Patienten zu bestimmen, oder auch, um sensible Bereich – wie etwa geschlossene Stationen – mittels elektronischer Türschranken zu sichern.[56]

Das bereits vorgestellte New Cross Hospital in England (Kapitel 3.1) nutzt Patientenlokalisierungen, um effiziente Abläufe hinsichtlich der Reinigung kürzlich freigewordener Patientenzimmer zu gewährleisten. Darüber hinaus dient es bei Ausbrüchen von infektiösen Krankheiten wie Noroviren oder

---

[51] Vgl. Coustasse, Tomblin & Slack (2013), S. 3
[52] Vgl. Coustasse, Tomblin & Slack (2013), S. 3; Mehrjerdi (2011), S. 492;
[53] Vgl. Mehrjerdi (2011), S. 492
[54] Vgl. Mehrjerdi (2011), S. 492; Wamba et al. (2013), S. 876
[55] Vgl. LfD RLP (2010), S. 27 f.
[56] Vgl. Mehrjerdi (2011), S. 498

Krankenhauskeimen unter Patienten dazu, durch gespeicherte Daten zu den Aufenthaltsorten der Patienten die Quelle zu identifizieren und entsprechend handeln zu können.[57]

3.3 Unterstützung bei Operationen

Gerade bei Not-Operationen die in aller Hast geschehen, kann es vorkommen, dass Gegenstände – zumeist chirurgische Schwämme und Tupfer – im Körper des Patienten zurückbleiben. Schätzungen der chirurgischen Forschung zufolge, geschieht dies in einem von 1000-1500 Fällen.[58] Die physiologischen Folgen für Patienten sind schwerwiegend und selbst wenn der Verlust zeitnah bemerkt wird, muss der Patient sich einem weiteren Eingriff zwecks Entnahme des Objekts aussetzen. Davon abgesehen sind die monetären Folgen in Form von Schadensersatzansprüchen für das Krankenhaus im Klagefall immens.[59] Um die Sicherheit für Patienten bei Eingriffen zu erhöhen, können Tupfer und Schwämme mit RFID-Tags ausgestattet werden. Durch einen im Operationsbett integrierten Reader können Anzahl und Ort der gechipten Schwämme und Tupfer jederzeit automatisch dokumentiert werden. In der Praxis werden diese Anwendungen noch nicht eingesetzt; experimentelle Studien belegen jedoch eine sehr hohe bis perfekte Verlässlichkeit der Systeme.[60]

Ein Praxisbeispiel aus diesem Anwendungsgebiet besteht im Universitätsklinikum Jena. Dort wird seit 2010 ein System für die Lokalisierung von Operationsbesteck und -instrumenten im Magnetresonanztomographie-Gerät (MRT-Gerät) erforscht.[61] Da in der Bildgebung bei einem MRT-Gerät nur Wasserstoffatome visualisiert werden können und nicht die Operationsinstrumente, wurden diese mit RFID-Tags ausgestattet. Die genaue Position wird per Tracking-System in die Bildgebung eingebunden, was somit minimal-invasive Eingriffe in Echtzeit während der Untersuchung im MRT ermöglicht.[62]

---

[57] Vgl. Swedberg (2010), S. 1
[58] Vgl. Rogers, Jones & Oleynikov (2007), S. 1235
[59] Vgl. Sundaresan, Doss & Zhou (2015), S. 840
[60] Vgl. Rogers, Jones & Oleynikov (2007), S. 1236 f.
[61] Vgl. RFID im Blick (2013)
[62] Vgl. RFID im Blick (2013)

3.4 Blutproduktemanagement

Vor allem in der Transfusions-, aber auch in der Notfallmedizin und in der Krebsbehandlung ist die Nutzung von Blutprodukten allgegenwärtig.[63] Gewinnung, Herstellung und Verarbeitung unterliegen hierbei exakten Vorgaben und auch Lager- und Transporttemperatur und sämtliche weiteren Bestandteile der Wertschöpfungskette müssen genauestens dokumentiert werden.[64] Diese Prozessdokumentation stellt einen erheblichen Arbeits- und Zeitaufwand dar, der jedoch wichtig ist, um bspw. Infektionen mit durch HIV kontaminierten Blutprodukten auszuschließen. Fehler an einem Punkt der Prozesskette können weitreichende und schwerwiegende Folgen haben.

Auch in diesem Bereich finden sich RFID-Lösungen, die nicht nur den Prozessablauf optimieren und an vielen Punkten automatisch dokumentieren, sodass der Arbeitsaufwand des Menschen verringert wird.[65] Durch den Einsatz von Temperatursensoren, die in den RFID-Transponder integriert sind, welcher an der Blutkonserve bzw. dem Blutprodukt angebracht wird, lässt sich auch die Einhaltung der Temperaturvorgaben mühelos automatisch kontrollieren und dokumentieren. Die US-amerikanische Food and Drug Administration (FDA) – eine Behörde die auch im europäischen und vor allem deutschen Raum eine wichtige Rolle für die Anerkennung neuer Verfahren, Medikamente und Impfstoffe spielt – hat 2013 erstmalig ein RFID-System für Blutprodukte autorisiert.[66] Hierbei stand vor allem im Vordergrund, dass die vorliegende Lösung die Effizienz und Sicherheit der US-amerikanischen Blutversorgung verbessert.[67] Durch eine landesweite Datenbank werden Informationen zum Blutprodukt – von der Entnahme über die Verarbeitung bis hin zur Verabreichung – gesammelt und stetig aktualisiert, während durch die Technik zusätzlich Kontrollen automatisiert werden.

3.5 Gestützte Medikation

Ein weiterer Anwendungsbereich von RFID-Systemen besteht in der gestützten Medikation. Der Teilprozess der Ausgabe von zuvor verschriebenen Medikamenten und der einhergehenden Dokumentation ist fehleranfällig; Medi-

---

[63] Vgl. Blutspende & Plasmaspende (o.D.)
[64] Vgl. Bundesärztekammer (2010)
[65] Vgl. Wamba et al. (2013), S. 876
[66] Vgl. FDA (2013)
[67] Vgl. Milliard (2013)

kationsfehler stellen mit ihren physiologischen und monetären Folgen ein zentrales Problem innerhalb der Behandlung dar.[68] Fehler können hierbei in der Art der Verabreichung, in der Dosis oder sogar in der Medikamenten-auswahl geschehen.[69] Im El Camino Hospital in Mountain View, Californa wurde bereits 2004 ein RFID-System etabliert, welches auszugebene Medi-kationen mittels RFID-Tags kennzeichnet und in Verbindung mit dem Ausle-sen des Tags am Krankenbett dem Verwechseln von Medikamenten entge-genwirkt.[70] Außerdem wurde ein RFID-gestütztes Automatisierungssystem in der Krankenhausapotheke eingerichtet, sodass viel Zeit in der Ausgabe und Verteilung gespart wurde. Der Krankenhausleitung zufolge bewirkte dieses System innerhalb kurzer Zeit die Absenkung der Fehlerquote auf eine der geringsten in den USA.[71]

Ein sehr ähnliches Praxisbeispiel entstammt wiederholt dem Universitätskli-nikum Jena. Hier wurde 2006 ein RFID-System etabliert, welches den Medi-kationsprozess von der Zusammenstellung in der Krankenhausapotheke bis hin zur Vergabe durch das Pflegepersonal an den Patienten technisch stüt-zen sollte.[72] Mittels mobiler Reader wurde hier jedes einzelne Medikament vor der Verabreichung an den Patienten erfasst und identifiziert. Dadurch wurde nicht nur der Name des Medikaments sondern auch Uhrzeit und Da-tum sowie der Name des verabreichenden Pflegepersonals in der elektroni-sche Patientenakte vermerkt. Zwar wurde das Pilotprojekt durch die Projekt-verantwortlichen insgesamt als erfolgreich gewertet, über den Projektzeit-raum hinaus eingesetzt wurde die Technik jedoch nicht. Hauptgrund hierfür waren – neben kleineren technischen Schwierigkeiten, die jedoch im Projekt-zeitraum überwunden werden konnten – vor allem das unausgeglichene Verhältnis von Aufwand und Nutzen der Funktechnologie verglichen mit opti-schen Verfahren wie Barcodes.[73] Während im Hinblick auf Medikationen, die mit erheblichen Risiken behaftet sind, zwar ein Nutzen gesehen wurde, war der weitere Einsatz insgesamt vor allem auf der betriebswirtschaftlichen Ebene nicht sinnvoll.

---

[68] Vgl. Auer et al. (2010), S. 84 f.
[69] Vgl. Auer et al. (2010), S. 85
[70] Vgl. Mehrjerdi (2011), S. 494
[71] Vgl. Mehrjerdi (2011), S. 494
[72] Vgl. Auer et al. (2010), S. 86 ff.
[73] Vgl. Auer et al. (2010), S. 94 f.

3.6 Einhaltung der Hände-Hygiene

Auch im Bereich der Hände-Hygiene lässt sich die RFID-Technologie nutzen, um Prozesse zu dokumentieren und vor allem, um die Einhaltung von Vorgaben zu überprüfen. Nachlässigkeiten in der Hände-Hygiene können dafür verantwortlich sein, dass Krankheiten übertragen werden; das Nicht-Einhalten von Vorschriften ist daher ein Hauptproblemfeld im Krankenhaus.[74] Gerade Klinikpersonal ist daher angehalten, sich unter anderem vor und nach jedem Patientenkontakt gründlich die Hände zu desinfizieren. Unterschiede zwischen den Vorschriften bspw. der USA, Deutschland und England sind zwar existent, aber minimal.[75] Empfehlungen und Richtlinien hierzu werden auf internationaler Ebene im Zusammenschluss vieler gesundheitswirtschaftlicher und -wissenschaftlicher Institutionen erarbeitet.[76]

Das bereits zuvor als Praxisbeispiel aufgeführte National Cross Hospital in England hat auch in diesem Anwendungsbereich ein RFID-System etabliert.[77] Grundlage für das System ist hier, dass das Personal mit RFID-Transpondern ausgestattet ist, durch welche jeder Mitarbeiter jederzeit lokalisiert werden kann. An jedem Desinfektionsspender des Krankenhauses befindet sich ein Infrarot-Modul (IR-Modul). Dieses wird ausgelöst, wenn die Pumpe des Spenders betätigt wird und weist wiederum einen nahe gelegenen RFID-Reader an, den Transponder – und somit eine Personalkennnummer – abzufragen. Dieser wiederum identifiziert die Anzahl der Desinfektionsstöße und speist sie zusammen mit der Personalkennung in eine nachgelagerte Software ein. Auf dieser Grundlage kalkuliert die Software pro Mitarbeiter die Einhaltungsrate der Vorschriften. Statistiken, die Mitarbeiter untereinander vergleichbar machen, befinden sich öffentlich einsehbar auf Touchscreens, die im Krankenhaus verteilt sind. Der Klinikleitung zufolge, soll diese Maßnahme eine Form des direkten Feedbacks sein. Innerhalb der ersten Monate nach der Inbetriebnahme des Programms, sind die Einhaltungsraten unter allen Mitarbeitern stark gestiegen.[78]

---

[74] Vgl. Kampf (2003), S. 221
[75] Vgl. Kampf (2003), S. 272
[76] Vgl. Kampf (2003), S. 222
[77] Vgl. Swedberg (2014), S. 2
[78] Vgl. Swedberg (2014), S. 2

4 Diskussion

Dieses Kapitel setzt sich zunächst kritisch mit den vorgestellten Anwendungsbereichen auseinander, bevor einige allgemeine Aspekte rund um RFID diskutiert werden. Abschließend werden Schlussfolgerungen für den Umgang mit RFID im Krankenhaussektor gezogen.

Bei den vorgestellten Beispielen zur Inventarlokalisierung mittels RFID zeigen sich zunächst klare finanzielle und zeitliche Vorteile. Die Praxisbeispiele aus England und den USA verdeutlichen, dass sich mithilfe der Technologie der Umstand von kurzzeitig nicht auffindbaren oder gar abhanden gekommenen Objekten lösen lässt. Zwar bedeutet die Anwendung eine finanzielle Einsparung hinsichtlich nicht mehr zu tätigenden Neuanschaffungen, jedoch ist es fraglich, in welchem Verhältnis diese zu den Anschaffungskosten liegt. Gerade bei Inventarlokalisierungen müssen sowohl sehr viele Transponder gekauft und zugewiesen werden, als auch eine ausreichende Anzahl von Readern installiert werden. Neben den Kosten für die Komponenten der RFID-Infrastruktur fallen Kosten hinsichtlich der elektronischen und organisatorischen Integration sowie für Wartung und Schulungen von Mitarbeitern an.[79] Schätzungen zufolge beträgt die Preisspanne einer RFID-Infrastruktur für Inventarlokalisierungssysteme für ein mittelgroßen Krankenhauses (250-349 Betten) in den USA zwischen 200.000$ und 600.000$.[80] Zwar sind diese Zahlen nicht exakt auf den deutschen Markt übertragbar, verdeutlichen jedoch die Kostenintensität. Ob und wann sich der finanzielle Aufwand lohnt, ist demnach fraglich und bleibt von der Literatur unbeantwortet.

In Bezug auf den Bereich der Patientenidentifizierung betonen mehrere Autoren die Vorteile von RFID gegenüber Barcodes.[81] Jedoch fehlen auch hier genaue Gegenüberstellungen von Kosten und Nutzen. Außerdem treffen einige der benannten Nachteile von Barcodes auch auf RFID-Lösungen zu. So können bspw. auch RFID-Tags zerstört oder unleserlich werden. Darüber hinaus lässt sich auch über Barcodes eine Verknüpfung zur elektronischen Patientenakte bzw. zu einem hinterlegten Datenbankeintrag tätigen, was als Vorteil von RFID-Systemen hervorgehoben wurde. Auch hier treffen die im vorherigen Paragraphen genannten Aspekte hinsichtlich der Kosten der An-

---

[79] Vgl. Wamba et al. (2013), S. 877
[80] Vgl. Coustasse, Tomblin & Slack (2013), S. 5
[81] Vgl. Coustasse, Tomblin & Slack (2013), S. 3; Mehrjerdi (2011), S. 492; Wamba et al. (2013), S. 876

wendung zu. Es bleibt durch größere Studien abzuwarten, ob hier ein langfristiger Mehrwert durch RFID-Systeme gegeben ist.

Positiv bleiben Lösungen zur Patientenlokalisierung im Betreuungsbereich zu betonen. Während eine allgemeine Patientenlokalisierung rechtlich zu untersuchen wäre und es fraglich wäre, ob hierdurch ein Mehrwert gerechtfertigt ist, erscheint die Nutzung der Technologie bei beispielsweise stark an Demenz erkrankten Personen durchaus sinnvoll, sofern der Sicherheitsaspekt im Vordergrund steht.

Ähnlich positiv kann der Mehrwert im Hinblick auf den Einsatz bei Operationen betont werden. Hierdurch wird nicht nur die Patientensicherheit erhöht, sondern auch Zeit- und Kosten gespart, da Dokumentationspflichten weitestgehend automatisiert erfüllt werden können. Sichergestellt werden müssen jedoch technische Aspekte im Hinblick auf elektromagnetische Störungen zwischen Readern und medizinischen Geräten. Das Beispiel der Nutzung von RFID zum Tracking von Instrumenten bei der MRT-Bildgebung zeigt, dass durch die Technologie neue Wege der Behandlung ermöglicht werden.

Ein Anwendungsbereich für welchen der Mehrwert durch RFID-Systeme und -Lösungen deutlich ersichtlich ist, ist der des Blutproduktemanagements. Hier lässt sich sowohl die Sicherheit der Produkte durch automatisierte Temperatur- und Lagerkontrollen erhöhen, als auch die Prozessdokumentation vereinfachen. Während in den USA bereits eine RFID-Anwendung durch eine Regierungsbehörde anerkannt ist, steht eine solche Lösung in Deutschland noch aus.[82] Jedoch gibt es Bestrebungen der Interregionalen Blutspende eine RFID-Applikation zu etablieren und einzusetzen, die sich seit März 2015 in der Testphase befindet.[83]

Hinsichtlich des Einsatzes von RFID zur Medikationsunterstützung sind die Ergebnisse vage. Zwar sind die Ziele dieser Art von Anwendungen durchaus sinnvoll, jedoch ist das Verhältnis von (finanziellem) Aufwand und Nutzen fraglich. Selbst wenn hier preisgünstige passive RFID-Tags eingesetzt werden würden, ist der Bedarf an Tags immens. Aufgrund der Krankenhausumgebung muss ein Tag nach dem Einsatz an einer Medikationsdose entweder entsorgt oder sterilisiert werden. Zwar bleiben bestimmte Ausführungen von Tags im Sterilisationsprozess unbeschädigt, sind jedoch entsprechend teu-

---

[82] Vgl. FDA (2013)

17

rer.[84] Weswegen die beiden vorgestellten Praxisbeispiele (El Camino Hospital in Kalifornien und UK Jena) trotz ihrer ähnlichen Natur so verschiedene Ausgänge hatten, blieb unbeantwortet und ist mit hoher Wahrscheinlichkeit auf die Länderunterschiede zurückzuführen. Schlussfolgern lässt sich, dass hier finanzielle Aspekte – gerade bei einem Universitätsklinikum – eine große Rolle spielen.

Als abschließendes Beispiel wurde im Ergebnisteil dieser Arbeit der Anwendungsbereich der Hände-Hygiene vorgestellt. Grundvoraussetzung hier war, dass das Personal mittels RFID-Tags jederzeit lokalisiert werden kann. Zwar waren die Ergebnisse im Hinblick auf das avisierte Ziel (Steigerung der Raten der Hände-Hygiene-Einhaltung) positiv, jedoch verwundert dies in Anbetracht der Überwachungsmöglichkeit durch die Technik nicht. Das von der Klinikleitung gelobte „direkte Feedback" in Form von jederzeit öffentlich einsehbaren vergleichenden Mitarbeiterstatistiken kann auch als eine Art Druckmittel verstanden werden. Inwieweit die Arbeitsatmosphäre unter solchen Voraussetzungen mittel- bis langfristig leidet ist fraglich. Ein Übertragen dieses Beispiels auf den deutschen Krankenhaus-Sektor ist auszuschließen. Selbst wenn sich alle Mitarbeiter eines Krankenhauses bereit erklären würden, sich für das Wohl der Patienten vollends in ihren Tätigkeiten überwachen zu lassen, wäre der gewerkschaftliche Protest enorm.

Obgleich die RFID Technologie bereits mehrere Jahrzehnte besteht, stetig weiter entwickelt wird und in bestimmten Bereichen wie Produktion, Logistik und Lagerhaltung bereits großen Einzug gehalten hat[85], ist der Einsatz im Krankenhausbereich – zumindest in Deutschland – nur an Beispielen auszumachen und noch nicht flächendeckend geschehen.

Wie bereits an vorheriger Stelle betont, sind Krankenhausumgebungen vielseitig und individuell und haben hohe Ansprüche an Sicherheit und Funktionalität. Ein verlässliches RFID-System in einem Krankenhaus einzurichten, ist technisch anspruchsvoll, da das Funktionieren von Prozessen – mit oder ohne RFID – in jedem Moment gewährleistet sein muss. Während die Unterbrechung eines Produktionsprozesses in einer Fabrik lediglich finanzielle

---

[83] Vgl. RFID Im Blick (2015)
[84] Vgl. Mehrjerdi (2011), S. 492
[85] Vgl. LfD RLP (2010), S. 19

Folgen hat, kann so etwas in einem Krankenhaus schwerwiegende Folgen für die Patienten haben. Außerdem muss ausgeschlossen werden, dass medizinische Geräte durch Funkwellen zwischen Readern und Tags eingeschränkt oder gestört werden. Darüber hinaus erscheint es auf der technischen Ebene auch sinnvoll, entsprechende Maßnahmen zum Datenschutz und zur Datensicherheit zu gewährleisten. Diese Aspekte wurden jedoch in der vorliegenden Literatur nicht behandelt.

Auch auf der personellen Ebene gilt es Hindernisse zu überwinden, um langfristig auch im Krankenhaus von sinnvollen RFID-Lösungen profitieren zu können. Wichtig ist hierbei, dem Personal nicht das Gefühl der Überwachung zu vermitteln und die informationelle Selbstbestimmung auch am Arbeitsplatz zu wahren. Vor allem bei Mitarbeitern, die im Umgang mit neuen Technologien nicht sehr vertraut sind, sind Schulungen nötig, um Verständnis und Akzeptanz zu schaffen.

Letztendlich sind jedoch Aspekte auf der betriebswirtschaftlichen Ebene für Krankenhäuser und Entscheidungen der Klinikführung maßgeblich. Wie bereits im vierten Kapitel betont, sind RFID-Infrastrukturen in der Anschaffung, Inbetriebnahme und Wartung kostenintensiv. Darüber hinaus kommen Kosten für Mitarbeiterschulungen und nicht planbare Kosten für auftretende Probleme hinzu. Krankenhausleitungen haben in der Regel feste Budgets und investieren daher üblicherweise nicht in Neuanschaffungen oder Technologien, wenn keine klaren Zahlen vorliegen, die den finanziellen Nutzen genau beziffern.[86]

In dieser Arbeit wurde nicht nur die RFID-Technologie in ihren Grundzügen vorgestellt, sondern es wurde auch ein Bezug zum Krankenhaussektor hergestellt. Limitationen der Arbeit bestehen dahingehend, als dass aufgrund des gewählten Fokus nicht alle Vor- und Nachteile der Technologie aufgezeigt und diskutiert werden konnten. So fiel die Erwähnung von rechtlichen Gegebenheiten gering aus, während bspw. die Auswirkungen von RFID auf den Arbeitsmarkt oder die Frage der Entsorgung von massenweise ausgedienten Transpondern nach der Benutzung nicht betrachtet wurden. Eine Aussage für oder gegen die Anwendung von RFID im Krankenhaus kann

---

[86] Vgl. Coustasse, Tomblin & Slack (2013), S. 6

nicht pauschal getroffen werden. Anhand einiger Beispiele wurde aufgezeigt, dass RFID durchaus sinnvolle Anwendungsgebiete im Krankenhaus haben kann. Andere Beispiele zeigten jedoch, dass der heutige Stand für einen so sensitiven und individuellen Bereich wie ein Krankenhaus noch nicht ausgereift genug ist. Ziele bei der RFID-Anwendung im Krankenhaus liegen mit Bestrebungen zu Erhöhung der Kosteneffektivität nur zum Teil im materiellen Bereich. Durch das Ziel der Erhöhung der Patientensicherheit und der damit einhergehenden Verbesserung der Behandlungsqualität liegt auch ein immaterieller und dadurch schwer messbarer Zielbereich vor. Das Zusammenspiel von materiellen und immateriellen Zielen macht die Etablierung von übertragbaren Lösungen im Krankenhausbereich schwer. Um dieses Hindernis zu überwinden sind Investitionen in Pilot- und Testprojekte sowie die Verbreitung der Ergebnisse unabdingbar. Hierbei sollten zukünftig die organisationalen, sozialen, technischen und wirtschaftlichen Aspekte gleichermaßen untersucht und berücksichtigt werden um mittel- bis langfristig verlässliche Zahlen und Argumente zu schaffen.

Literaturverzeichnis

AssTech GmbH: Newsletter zum Thema RFID im Gesundheitswesen. o.D.
Im Internet unter:
http://www.asstech.com/de/downloads/newsletter_RFID_im_Gesundheitswe
sen.pdf
(Zugriff am 30.06.2015)

Auer, D./ Bick, M./ Kabisch, B./ Kummer, T. F.: RFID-gestützte Medikation im
Krankenhaus: Ein Erfahrungsbericht. 2010.
Im Internet unter:
http://subs.emis.de/LNI/Proceedings/Proceedings163/84.pdf (Zugriff am
25.06.2015)

Barcodes, Inc.: tag.jpg. Im Internet unter:
http://cdn.barcodesinc.com/cats/rfid-readers/tag.jpg (Zugriff am 18.06.2015)

Blumenthal D./ Glaser J. P.: Information Technology Comes to Medicine. The
New England Journal of Medicine. 2007. Jahrgang 356. Heft 24. S. 2527-
2534.

Blutspende & Plasmaspende: Weiterverarbeitung von Vollblut zu Blutprodukten – Verwendung der Blutkonserven. o.D. Im Internet unter:
http://www.blutspende-plasmaspende.de/informationen/weiterverarbeitung-
von-vollblut-zu-blutprodukten-verwendung-der-blutkonserven/
(Zugriff am 15.08.2015)

Bundesärztekammer: Richtlinien zur Gewinnung von Blut und Blutprodukten
und zur Anwendung von Blutprodukten (Hämotherapie) – Zweite Richtlinien-
anpassung. 2010. Im Internet unter:
http://www.bundesaerztekammer.de/aerzte/medizin-ethik/haemotherapie-
transfusionsmedizin/haemotherapie/ (Zugriff am 15.08.2015)

Bundesamt für Sicherheit und Informationswesen (BSI). Risiken und Chancen des Einsatzes von RFID-Systemen. 2005.
Im Internet unter:
https://www.bsi.bund.de/SharedDocs/Downloads/DE/BSI/ElekAusweise/RFI D/RIKCHA_barrierefrei_pdf.pdf?__blob=publicationFile (Zugriff am 30.06.2015)

Bundesamt für Sicherheit und Informationswesen (BSI). Pervasive Computing: Entwicklungen und Auswirkungen. 2006.
Im Internet unter:
https://www.bsi.bund.de/SharedDocs/Downloads/DE/BSI/Publikationen/Studi en/Perceta/Percenta_bfd_pdf.pdf?__blob=publicationFilehttps://www.bsi.bun d.de/SharedDocs/Downloads/DE/BSI/Publikationen/Studien/Percenta/Percen ta_bfd_pdf.pdf?__blob=publicationFile (Zugriff am 28.06.2015)

Coustasse, A./ Tomblin, S./ Slack, C.: Impact of Radio-Frequency Identification (RFID) Technologies on the Hospital Supply Chain: A Literature Review. Perspectives in Health Information Management. 2013. S. 1-17.

Food and Drug Administration (FDA): FDA clears first blood tracking device that uses Radio Frequency Identification Technology. 2013. Im Internet unter: http://www.fda.gov/NewsEvents/Newsroom/PressAnnouncements/ucm35418 6.htm (Zugriff am 20.08.2015)

Gärtner, A.: Funktransponder (RFID Technologie) in der Medizintechnik. Arbeitskreis Medizintechnik Berlin-Brandenburg. 2010.
Im Internet unter:
http://www.ambb.de/index.php/component/content/article/37-artikel/62-funktransponder-rfid-technologie-in-der-medizintechnik (Zugriff am 27.06.2015)

Kampf, G.: Hände-Hygiene im Gesundheitsweise. 2003. Günter Kampf (Hrsg.). Springer-Verlag Berlin Heidelberg. DOI: 10.1007/978-3-642-55718-7

Kumar, S./ Swanson, E./ Tran, T.: RFID in the healthcare supply chain: usage and application. In: International journal of health care quality assurance. 2009. Jahrgang 22. Heft 1. S. 67–81.

Landesbeauftragter für Datenschutz Rheinland-Pfalz (LfD RLP): RFID. Radiofrequenz-Identifikation. Was ist das? Informationsbroschüre. 2010. Ministerium für Umwelt, Forsten und Verbraucherschutz Rheinland-Pfalz. Im Internet unter:
https://www.datenschutz.rlp.de/downloads/oh/info_RFID.pdf
(Zugriff am 18.08.2015)

Mehrjerdi, Y. Z.: Radio frequency identification: the big role player in health care management. In: Journal of health organization and management. 2011. Jahrgang 25. Heft 5. S. 490–505.

Milliard, M.: FDA approves RFID-based blood tracking. 2013. Im Internet unter: http://www.healthcareitnews.com/news/fda-approves-rfid-based-blood-tracking (Zugriff am 16.08.2015)

Pipek, V.: Ubiquitous Computing. Enzyklopedie der Wirtschaftsinformatik - Online Lexikon. 2014. Im Internet unter:
http://www.enzyklopaedie-der-wirtschaftsinformatik.de/lexikon/technologien-methoden/Rechnernetz/Ubiquitous-Computing/index.html (Zugriff am 18.08.2015)

RFID Im Blick: Reportage: RFID in der Medizin 2015. Steht RFID auf dem Blutbeutel vor dem Durchbruch? 2015. Im Internet unter:
http://www.rfid-im-blick.de/de/201504292672/rfid-im-blick-reportage-rfid-in-der-medizin-03-2015.html (Zugriff am 01.09.2015)

RFID Im Blick: Uniklinikum Jena erforscht RFID-Trackingsystem für Instrumente im MRT. 2013. Im Internet unter: http://www.rfid-im-blick.de/de/201312111603/uniklinikum-jena-erforscht-rfid-trackingsystem-fuer-instrumente-im-mrt.html (Zugriff am 05.07.2015)

Rogers, A./ Jones, E./ Oleynikov, D.: Radio frequency identification (RFID) applied to surgical sponges. Surgical Endoscopy. 2007. Heft 21. S. 1235-1237.

Siemens Business Services: Krankenhaus erhöht Effizienz durch innovatives RFID-Pilotprojekt. 2004.
Im Internet unter:
http://www.adc-distribution.de/RFID/Zebra-R2844-z-RFID-Referenz.pdf
(Zugriff am 30.06.2015)

Sundaresan, S./ Doss, R./ Zhou, W.: RFID in Healthcare – Current Trends and the Future. In: Sasan Adibi (Hg.): Mobile Health. Band 5. 2015. Cham: Springer International Publishing (Springer Series in Bio-/Neuroinformatics), S. 839–870.

Swedberg, C.: New Cross Hospital Boosts Hand Hygiene, Efficiency via RTLS. RFID Journal. Im Internet unter:
http://www.rfidjournal.com/articles/view?11928/
(Zugriff am 02.08.2015)

Technische Universität Berlin. PIW 2007: Die RFID-Technologie und ihr Einsatz in der Lebensmittelindustrie. 1. Was ist RFID? 2009.
Im Internet unter:
http://www.fginfo.tu-berlin.de/index.php?page=stp_piw_2007_1&lang=de
(Zugriff am 30.06.2015)

Wamba, S. F./ Anand, A./ Carter, L.: A literature review of RFID-enabled healthcare applications and issues. International Journal of Information Management. 2013. Heft 33. S. 875-891.

Zwicker, F.: Ubiquitous Computing im Krankenhaus: Eine fallstudienbasierte Betrachtung betriebswirtschaftlicher Potentiale. GWV Fachverlage. Wiesbaden. 2009.

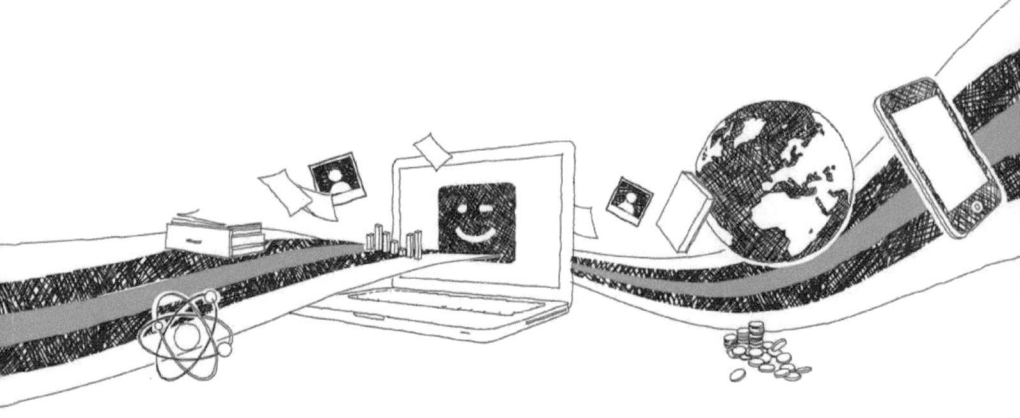
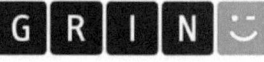